# COMMUNICATION

AU SUJET DES

# GRANULES ANTI-ÉPIDÉMIQUES

Du Docteur AMÉDÉE ANDRIEU

Et du Chimiste RAOUL BRAVAIS

PARIS

IMPRIMERIE TOLMER & Cⁱᵉ

3, RUE MADAME, 3

—

1883

# COMMUNICATION

AU SUJET DES

# GRANULES ANTI-ÉPIDÉMIQUES

Du Docteur AMÉDÉE ANDRIEU

Et du Chimiste RAOUL BRAVAIS

PARIS

IMPRIMERIE TOLMER & C<sup>ie</sup>

3, RUE MADAME, 3

—

1883

# COMMUNICATION

AU SUJET DES

# GRANULES ANTI-ÉPIDÉMIQUES

Du Docteur AMÉDÉE ANDRIEU

Et du Chimiste RAOUL BRAVAIS

L'imminence d'une épidémie fait toujours réfléchir les médecins et les savants qui consacrent leur vie au bien de l'humanité. La fièvre jaune, la peste, le choléra etc., etc., ont une violence telle dans leurs diverses manifestations et une si grande rapidité dans leurs évolutions, que la médecine est prévenue et désarmée. Comme moyen prophylactique, elle ne connaît guère que l'isolement des individus contaminés, la désinfection des objets souillés et cet ensemble de précautions hygiéniques dont on ne saurait méconnaître la grande valeur. Comme moyen curatif, elle s'attache à combattre les divers symptômes que l'étude plus complète de l'anatomie pathologique et une connaissance plus approfondie de la matière médicale a rendus moins redoutables.

De nos jours, ces maladies virulentes semblent devoir trouver leur Jenner en la personne de l'un de nos plus illustres compatriotes, qui se livre à la culture des microbes. Il étudie les conditions physiologiques de l'infection et il cherche à la détruire ou du moins à atténuer son danger par la chaleur.

A côté de M. Pasteur, ou plutôt au-dessous de lui, peuvent se ranger les hommes qui pensent arriver au même but par d'autres moyens.

C'est ainsi que nous avons cherché un médicament qui empêche l'évolution de la maladie concurremment avec les moyens hygiéniques connus, qui s'adresse directement au germe, qui l'anéantisse, et qui rende ainsi aux populations une sécurité presque absolue. Nous croyons l'avoir trouvé, mais c'est avec modestie que nous le présentons. Selon nous, il réunit à la vertu prophylactique une vertu curative spéciale, c'est-à-dire qu'il empêche la contagion et qu'il sauve un individu contaminé en détruisant en lui le nouveau foyer d'infection qui menaçait de s'irradier.

Telles sont les propriétés générales que nous attribuons aux *Granules anti-épidémiques ;* nous les avons expérimentés et nous demandons aujourd'hui des épreuves publiques, sous un *contrôle officiel.*

Quelque réservé que l'on soit en matière d'innovation, on ne peut nier le rôle considérable des micro-organismes dans la propagation des maladies dites épidémiques. Les esprits se sont préparés depuis longtemps à accepter, du moins en partie, la théorie des *Contagia vivants.* Avant elle, on comparait la contagion tantôt à la germination, tantôt à la fermentation, tantôt aux générations spontanées. Puis on a rapproché plus scientifiquement les miasmes et les virus des ferments, puis on les a considérés comme de véritables ferments, c'est-à-dire se reproduisant sans cesse aux dépens des matériaux organiques avec lesquels ils sont en contact.

Aujourd'hui donc, on croit presque généralement que des microphytes ou des microzoaires propagent les épidémies. Doués d'une activité que certaines conditions telluriques engendrent et d'une prolifération incessante, ils suivent dans leurs migrations qu'on appelle traînées, et qui sont plutôt des sauts, des directions déterminées, tellement que partant d'un point précis, on peut suivre leurs ravages. D'autres fois, ils se confinent plus volontiers dans les endroits où ils sont nés, et où ils ont trouvé un vice local parfaitement approprié à leur développement, vice local qui est l'encombrement, le défaut d'oxygénation. Alors, soit par l'air, soit par l'eau surtout, soit par leurs propres fluides, tels que le sang, les lymphes, etc., ils envahissent toute l'économie des individus débilités qui vivent dans ces milieux altérés.

Ces êtres microscopiques, doués également d'une repullulation extra-ordinaire, meurent vite et se décomposent presque aussitôt, et c'est cette décomposition organique qui produit les maladies *putrides* ou *ataxiques*.

La médecine a opposé à ces agents de destruction des moyens plus ou moins puissants. Nous n'aurons pas la prétention de les énumérer. L'antimoine, le mercure, l'arsenic ont été employés longtemps comme anti-parasitaires. Puis les chlorures alcalins, l'iode, l'alcool, le borax, l'acide phénique, etc., etc., ont été préconisés. Ces remèdes tuent, il est vrai, les microbes et les empêchent de pénétrer dans l'économie, mais ils exercent sur nos tissus une action irritante, qui défend de les administrer avec continuité.

Le meilleur médicament, à notre avis, serait le soufre pur ou engagé dans des combinaisons métalliques. Le traitement par les sulfites a été considéré pendant un certain temps comme un spécifique contre les fermentations morbides ; mais alors la théorie des ferments était peu connue, et on a renoncé facilement aux sulfites, parce qu'on pensait que toute substance qui peut arrêter une fermentation dans le sang est un obstacle aux actes chimiques et au maintien de la vie, puisqu'elle arrête aussi les actes physiologiques de la respiration et de l'hématose.

Le problème avait été mal posé, nous le reprenons aujourd'hui et nous le résolvons non avec un sulfite, mais avec un sulfure alcalin, bien plus doux par son action.

Les sulfures alcalins se métamorphosent rapidement dans le corps et produisent du gaz sulfhydrique qui s'échappe par le poumon et par les glandes sudoripares. L'économie subit ainsi une véritable saturation d'hydrogène sulfuré. Elle est tellement pénétrée de soufre, que toutes les sécrétions exhalent une odeur d'œuf pourri, et dans cet état le malade éprouve à un haut degré, nous voulons dire dans sa plus énergique puissance, l'action médicamenteuse du soufre.

Voici ce que dit Gubler :

« L'action des sulfures alcalins simplement excitante pour l'homme « et les animaux qui s'en rapprochent le plus, devient nocive et toxique « pour les êtres bas placés dans l'échelle, tels que les arachnides et les « vers intestinaux.

« Elle est utilisée 1° contre les *parasites végétaux,* particulièrement « contre le *Microsporon furfur* du *Pityriasis versicolor ;*

« 2° Contre les parasites animaux, habitant, les uns, la peau, comme « le sarcopte de la gale ; les autres, le canal alimentaire. »

I

Nous avons choisi le *Monosulfure de magnésium anhydre,* parce qu'il est le plus inoffensif pour les muqueuses ; il détermine moins d'irritation que le sulfure de calcium ; il est plus soluble que le sulfure de sodium, car il importe, dans les cas urgents, que l'imprégnation sulfureuse se fasse très promptement et sans blesser l'intestin, qui doit conserver, comme dans le choléra, sa tonicité.

Le gaz sulfhydrique, qui se dégage à la suite de l'administration de quelques centigrammes de monosulfure de magnésium, apporte une action bienfaisante sur la peau, qu'il stimule, qu'il réchauffe et qu'il maintient par conséquent dans une grande activité fonctionnelle. Cet état s'oppose considérablement à l'absorption miasmatique ; bien plus, il fait éliminer le miasme infectieux.

Il se passe alors un phénomène très important :

Par une sorte d'antagonisme, l'hypérémie viscérale, si dangereuse dans les affections putrides, se trouve enrayée.

Le sulfure de magnésium concourt ainsi à diminuer la déperdition séro-albumineuse.

Nous attribuons donc à l'emploi de ce médicament une *action prophylactique* basée sur ce fait, que le microbe ne peut vivre dans un milieu saturé de gaz snlfhydrique. C'est ainsi que les serpents venimeux des Antilles sont inconnus dans la Guadeloupe, île volcanique dont la terre est imprégnée de soufre. Il empêche aussi le microbe de pénétrer dans nos tissus, à cause de son action physiologique sur la peau. Enfin, nous le considérons comme un facteur important de la chaleur animale et de la transpiration, qui sont un obstacle à l'absorption morbide.

L'action curative en découle :

Car les microbes qui ont pénétré dans nos tissus sont tués par le gaz sulfhydrique.

Nous posons ainsi comme résolues, les propositions suivantes :

1° L'élimination par l'émonctoire cutané du principe contagieux se fait le plus activement possible ;

2° La diarrhée est diminuée parce que l'hypérémie viscérale n'a pas de tendance à persister ;

3° S'il survient des crampes, des contractures des nerfs, elles disparaissent promptement : car la peau est maintenue dans un état d'humidité nécessaire au bon fonctionnement du système nerveux, et on sait que les névralgies, les spasmes se déclarent avec facilité quand nos téguments se dessèchent rapidement par n'importe quelle cause.

## II

Il fallait associer au *sulfure de magnésium anhydre* une substance éminemment tonique, nous avons pris la *Coca*, ou plutôt la *Cocaïne* qui en représente les propriétés actives, laissant de côté l'*hygrine*, qui représente seulement la vertu aromatique de la plante.

La *Coca* appartient à cette classe de médicaments dynamisants ou dynamophores qui sont réputés *anti-déperditeurs*, tels que le café, le thé, le cacao. Ils possèdent l'attribut essentiel du véritable médicament, c'est-à-dire qu'ils sont doués de cette action dynamique qui réveille l'activité organique, et s'adresse directement au mouvement fonctionnel.

Ce sont des agents merveilleusement propres à entretenir l'état physiologique, à exciter la nutrition, à soutenir les forces. La Cocaïne a été l'objet de notre préférence, parce qu'elle est plus active que la caféine, la théine, la théobromine ; elle produit de grands effets avec une dose minime.

Dans toutes les affections épidémiques, le système nerveux se débilite vite, la dénutrition s'opère en quelques quarts d'heure. Dans le choléra surtout par le fait de la désassimilation de la musculine, il s'accumule dans le corps une quantité considérable d'urée qui devient toxique ; la Cocaïne empêche cette désassimilation ; bien plus, elle facilite l'excrétion de l'urée déjà transformée ou non, en carbonate d'ammoniaque. Telle est l'opinion de Rabuteau et des savants qui se sont occupés de la *Coca*.

Elle augmente la quantité de suc gastrique et active la sécrétion urinaire. Enfin elle tonifie le système nerveux sans l'exciter.

Gubler, que nous nous plaisons à citer parce qu'il représente avec plus d'autorité les idées de l'École, écrit que la Coca est éminemment utile pour soutenir les forces chez les sujets qu'une affection du tube digestif a jetés dans le marasme, ou dont le système nerveux est épuisé par toute autre cause.

# RÉSUMÉ

Les Granules anti-épidémiques que nous avons l'honneur de présenter à votre approbation sont donc composés de deux substances : l'une parasiticide, le *Sulfure de magnésium anhydre* à la dose de un centigramme ; l'autre tonique, la *Cocaïne* à la dose de un quart de milligramme.

Nous les préconisons pour être employés chaque fois qu'un poison miasmatique menacera une agglomération ou un individu.

Quand leur efficacité sera connue, les populations pourront opposer aux fléaux contagieux une prophylaxie que nous croyons certaine. Les courages abattus se relèveront, la confiance renaîtra dans la médecine. Les partisans de la doctrine des *Contagia vivants* trouveront en eux un moyen de guérison, puisque, par l'usage de ces granules, on se débarrasse des bactéries qui sont les propagateurs des maladies pestilentielles, telles que le *Choléra*, la *Fièvre jaune*, le *Typhus*, la *Fièvre typhoïde*, etc., et d'autres affections presque aussi meurtrières, le *Croup*, la *Dysenterie*, la *Coqueluche*.

Le microbe est à la mode, on le trouve partout. S'il y a une exagération dans son influence sur la production des maladies, il n'y a aucun danger à croire qu'on maintient sa santé en lui faisant la guerre. La phthisie même a, dit-on, son microbe. Ne faut-il pas propager les agents qui s'adressent aussi à cette affection spécifique ?

# MODE D'ADMINISTRATION ET DOSES

## *Médication prophylactique*

Ces granules se prennent à n'importe quelle heure, dans la journée ou dans la nuit, malgré la proximité des repas.

Pour les grandes personnes, 6 à 8 granules par jour, c'est-à-dire un granule de 2 en 2 heures environ ; la moitié de cette dose suffit pour les enfants au-dessous de cinq ans.

L'indemnité contre toute épidémie ne s'acquiert que lorsque l'usage de ces granules est commencé depuis quelques jours au moins ; la certitude de la préservation s'affirme avec la durée de l'administration, mais elle cesse quelques jours après.

## *Médication curative*

*Attaque lente*, un granule toutes les demi-heures.

*Attaque rapide*, un granule et même deux granules tous les quarts d'heure.

Quand la maladie a déjà fait des progrès, administrer ces granules deux par deux toutes les dix minutes.

On peut administrer sans danger tout le flacon dans l'espace de quelques heures.

Ralentir les doses à mesure que l'amélioration se produit.

Il sera bien d'employer concurremment avec ces granules, un très léger purgatif salin tous les 2 ou 3 jours, et de suivre les règles hygiéniques qui s'imposent dans les mauvaises conditions où l'on vit.

Il n'y a rien de mieux qu'un puissant désinfectant liquide pour détruire les microbes, dans les habitations et autres lieux infectés, soit par des lavages répétés, soit par une pulvérisation; et, dans ce but, nous aurons l'honneur de soumettre incessamment à votre appréciation un produit sûroxygéné, que nous croyons appelé à rendre de grands services comme antiseptique et antiputride, qu'il soit employé en solution ou à l'aide du pulvérisateur.

Paris, le 10 août 1883

**A. ANDRIEU D. M. P.**
Médecin de l'État civil de la ville de Paris,
Médecin des Écoles du XII<sup>e</sup> arrondissement.

**RAOUL BRAVAIS**
Chimiste.

10122 — Paris. — Imp. Tolmer et Cie, 3, rue Madame.

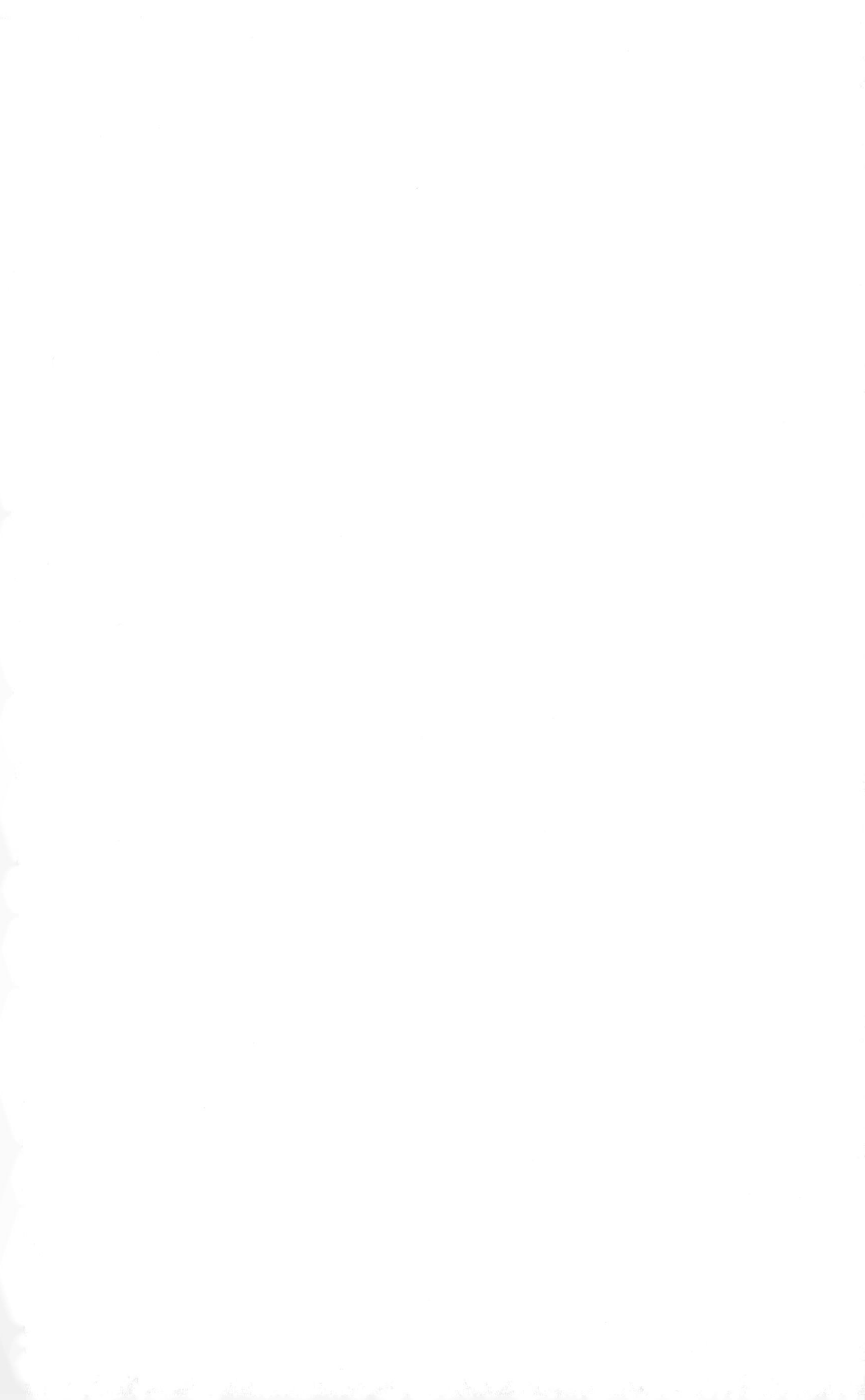